やさしく わかる びょうきの えほん

どうして かぜを ひくの？
インフルエンザに なるの？

監修：清水直樹・清水さゆり
絵：せべまさゆき
編著：WILLこども知育研究所

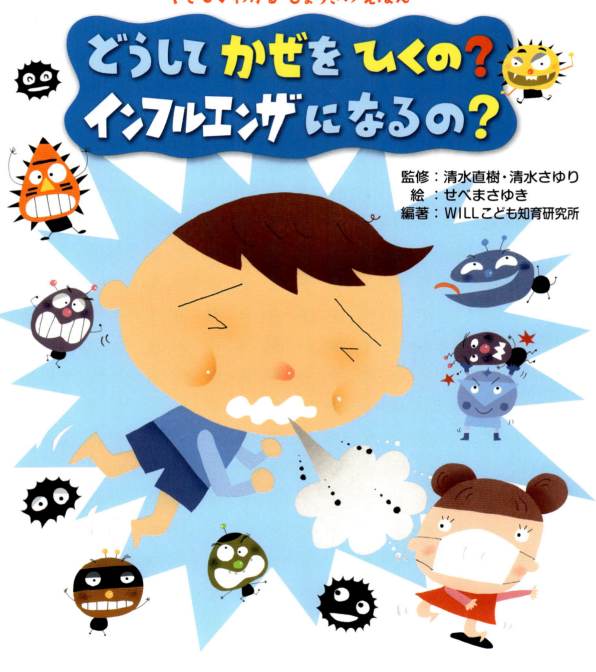

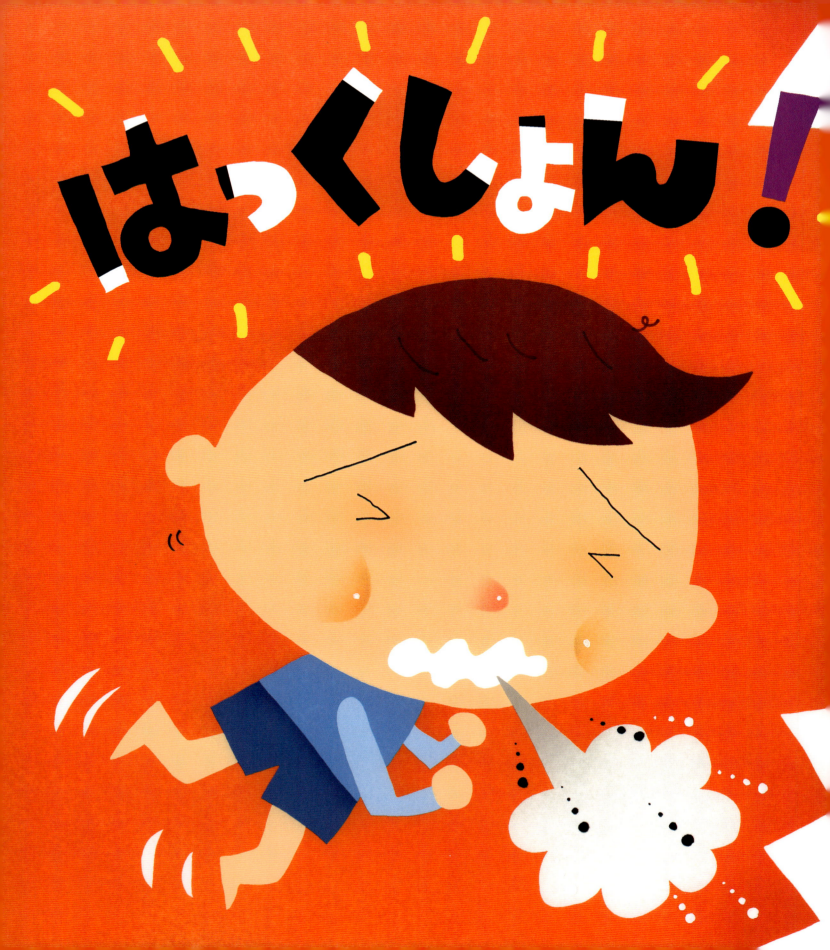

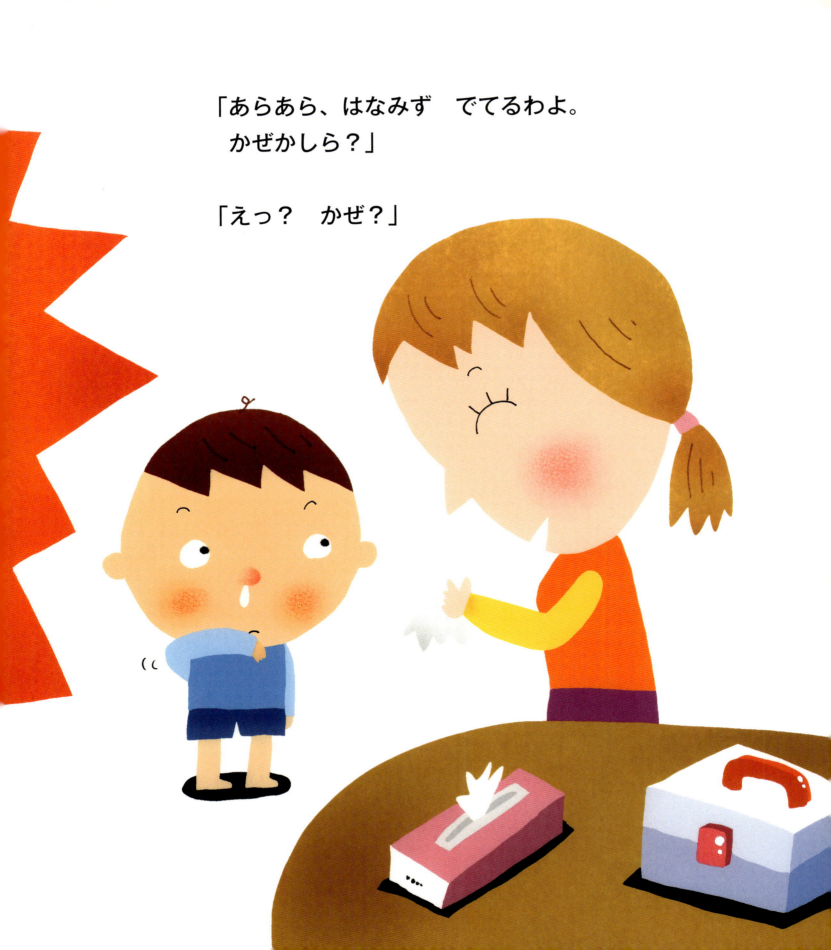

「あらあら、はなみず　でてるわよ。
　かぜかしら？」

「えっ？　かぜ？」

かぜって どんな びょうきなの？

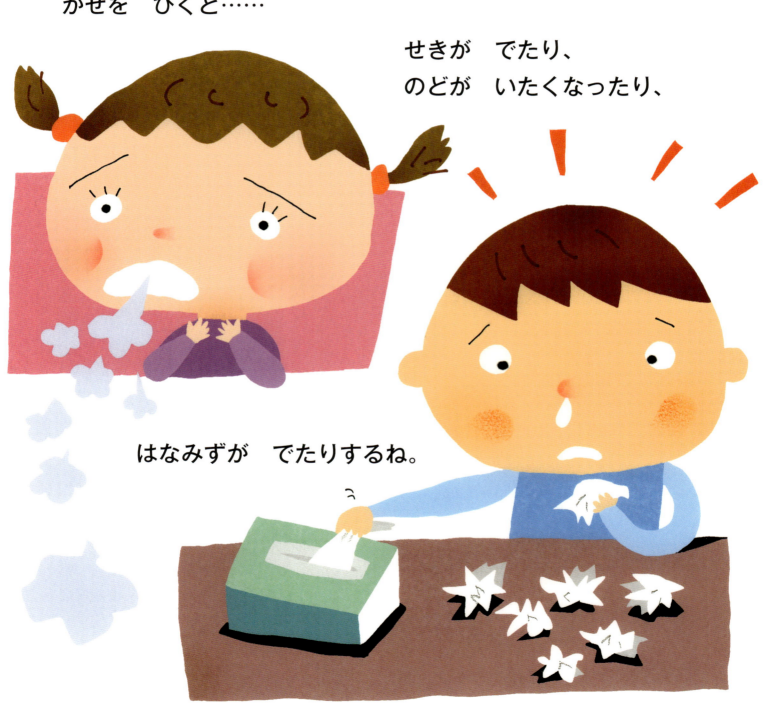

かぜを ひくと……

せきが でたり、
のどが いたくなったり、

はなみずが でたりするね。

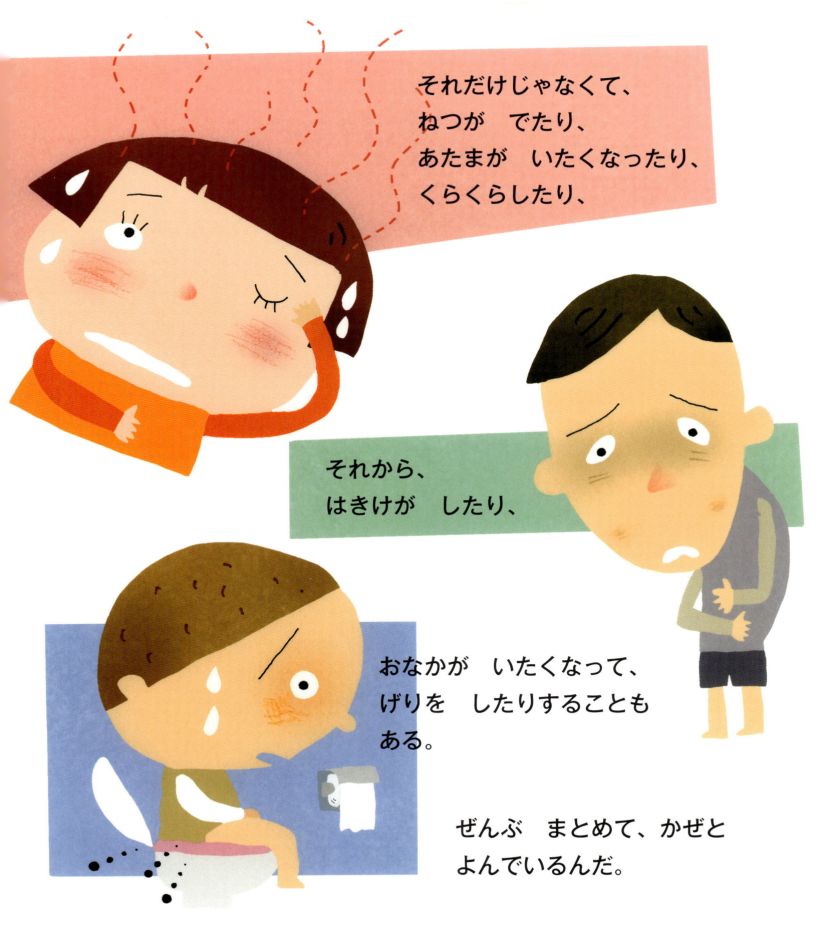

どうして かぜを ひくの？

かぜの いちばんの げんいんは、**ウイルス**だ。

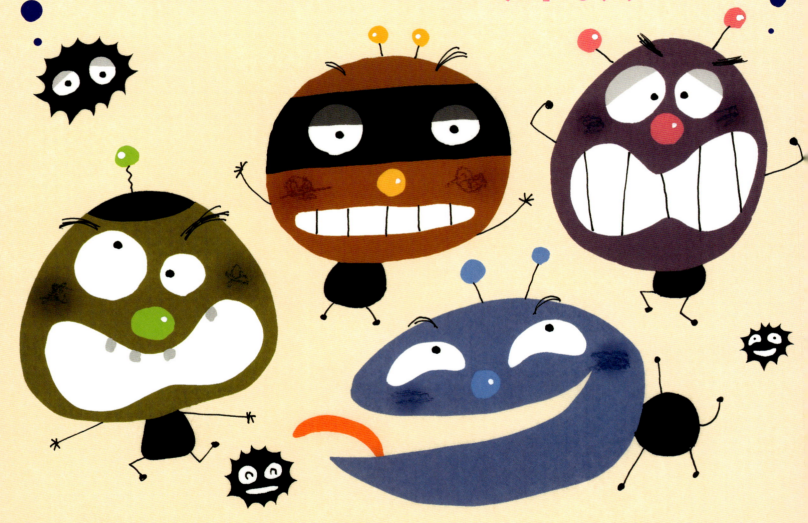

かぜの ウイルスは、めに みえない ちいさな びょうげんたい。いきものの からだに もぐりこんで かつどうしていて、いろんな しゅるいが あるんだ。

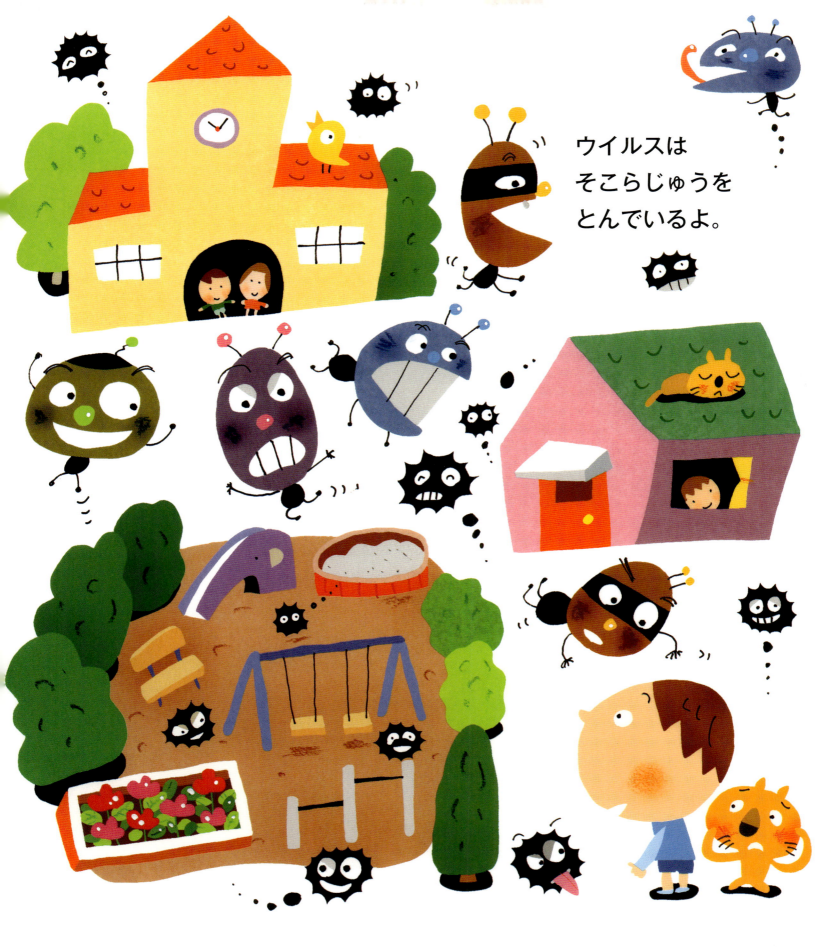
ウイルスはそこらじゅうをとんでいるよ。

かぜを　ひいたとき、はなみずが　でたり、
せきが　でたりするのは、はなや　くちから　からだのなかに
はいってきた　ウイルスを、からだのそとに　おいだそうと
するからなんだ。

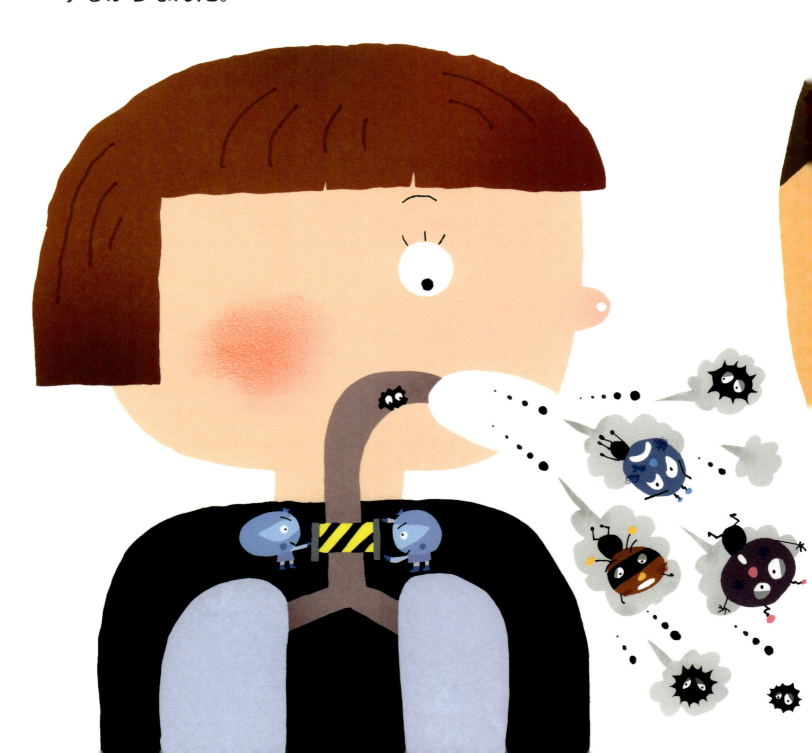

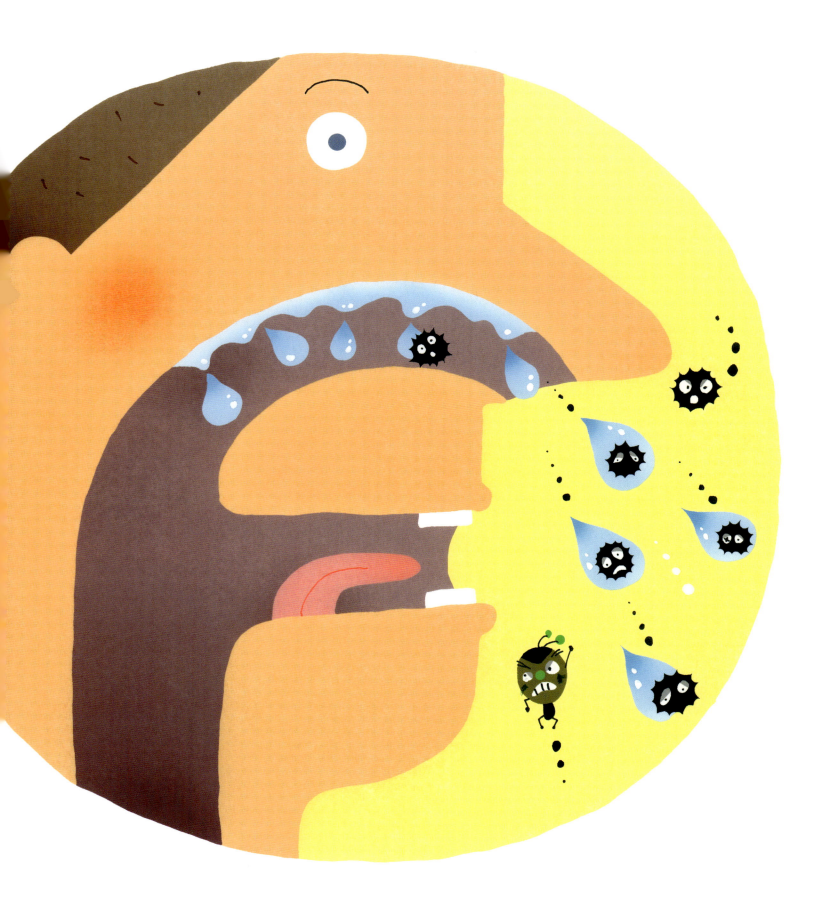

からだには ウイルスと たたかう しくみが あるよ！

ウイルスが にんげんの
からだに はいると、
ちのなかに ある
いろんな
はっけっきゅうが
たすけあって、
たたかいを
いどむんだ。

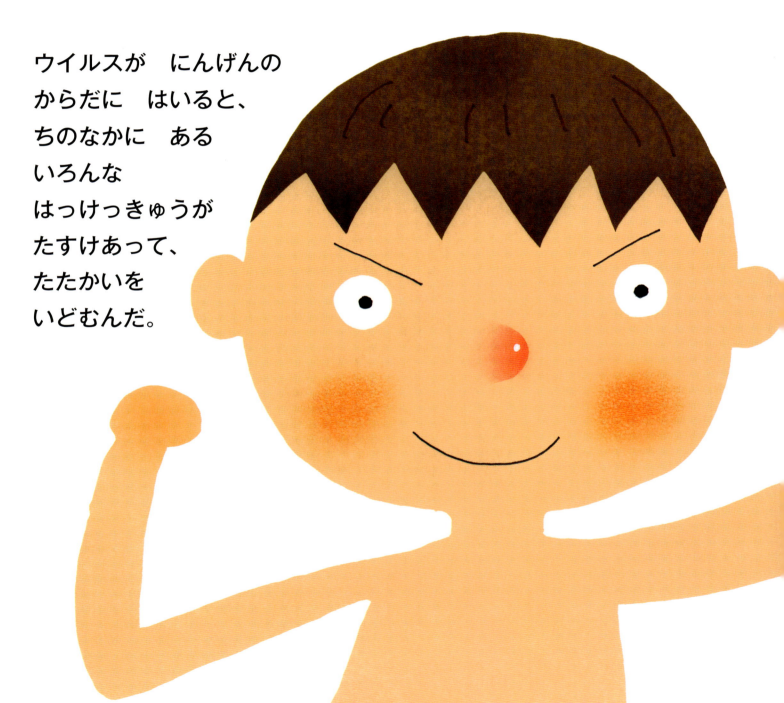

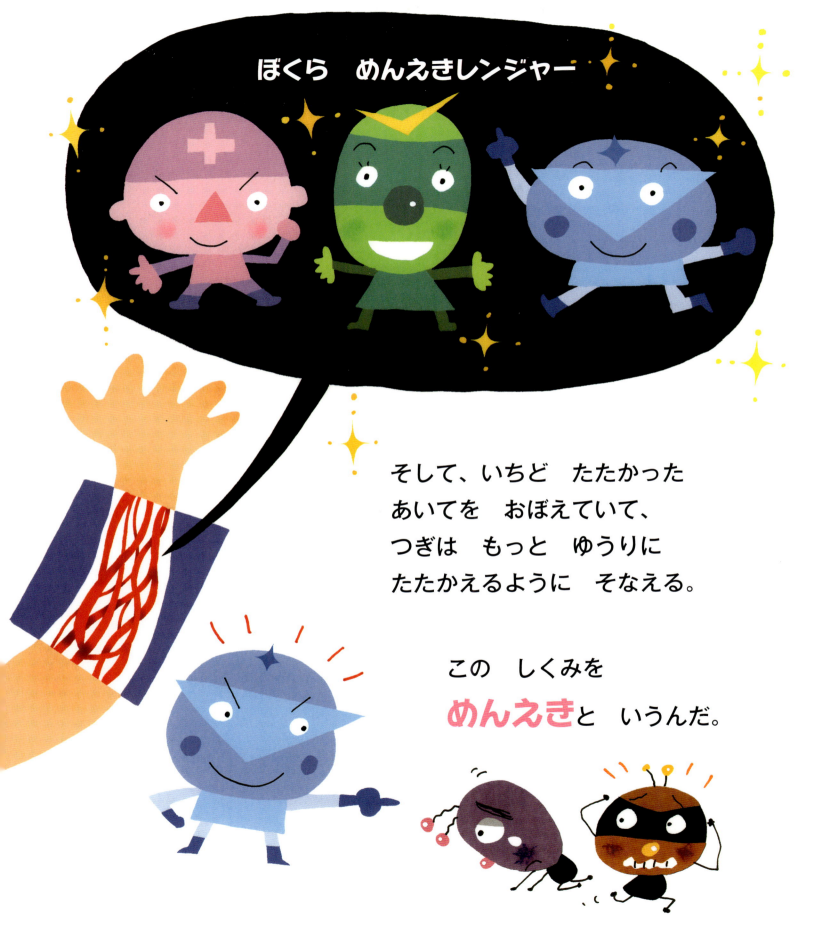

めんえきが ウイルスと たたかうとき ねつが でるよ

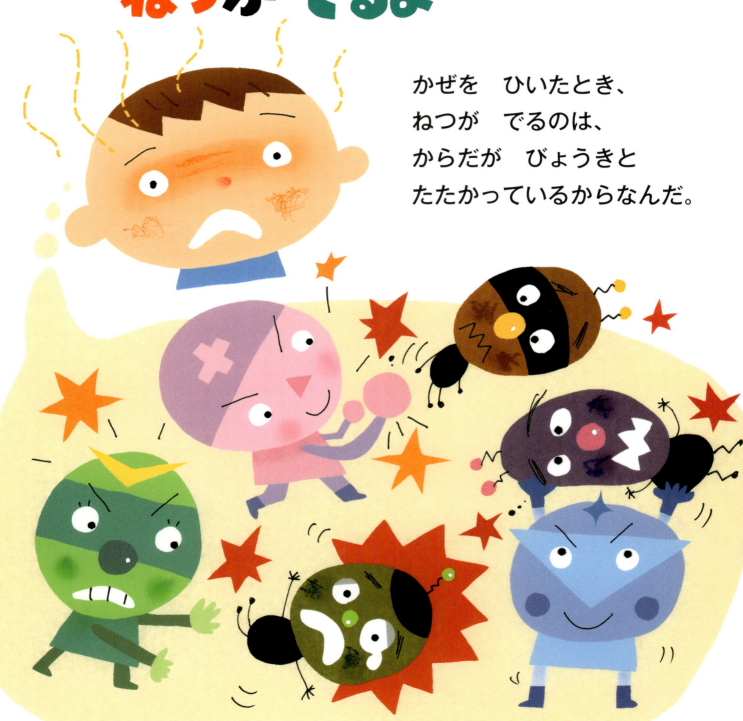

かぜを ひいたとき、
ねつが でるのは、
からだが びょうきと
たたかっているからなんだ。

ねつが でて、あせを
たくさん かいたときは、
あせを ふいて、こまめに
パジャマを かえよう。

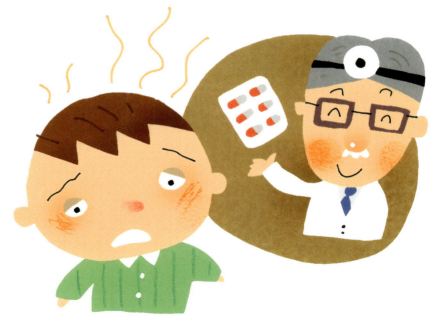

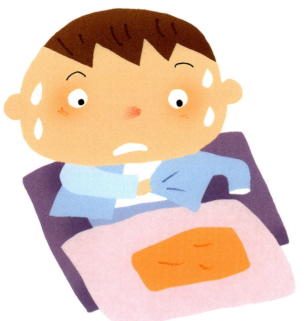

それから、おいしゃさんに
いって くすりを のんで、
ようすを みよう。

たかい ねつを
ほうっておくと、
からだが よわって
けいれんを
おこすことも あるんだ。

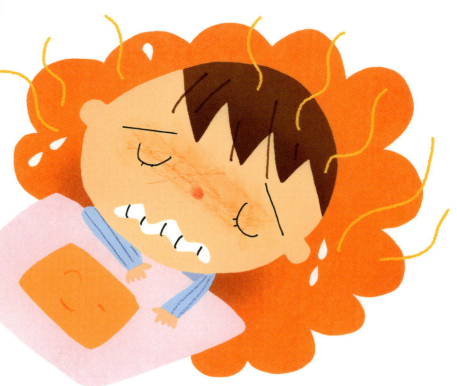

こんなところに きをつけて

かぜを ひいているときに
くしゃみや せきを
すると、

はなみずや つばに
まざっている ウイルスが
まわりに とびちってしまう。

はっくしょん...

だから、ほかの　ひとに　うつさないように、マスクを
しようね。かぜが　はやっているときには、マスクを　すれば、
かぜの　ウイルスが　くちや　はなから　はいるのを
ふせぐことが　できるよ。

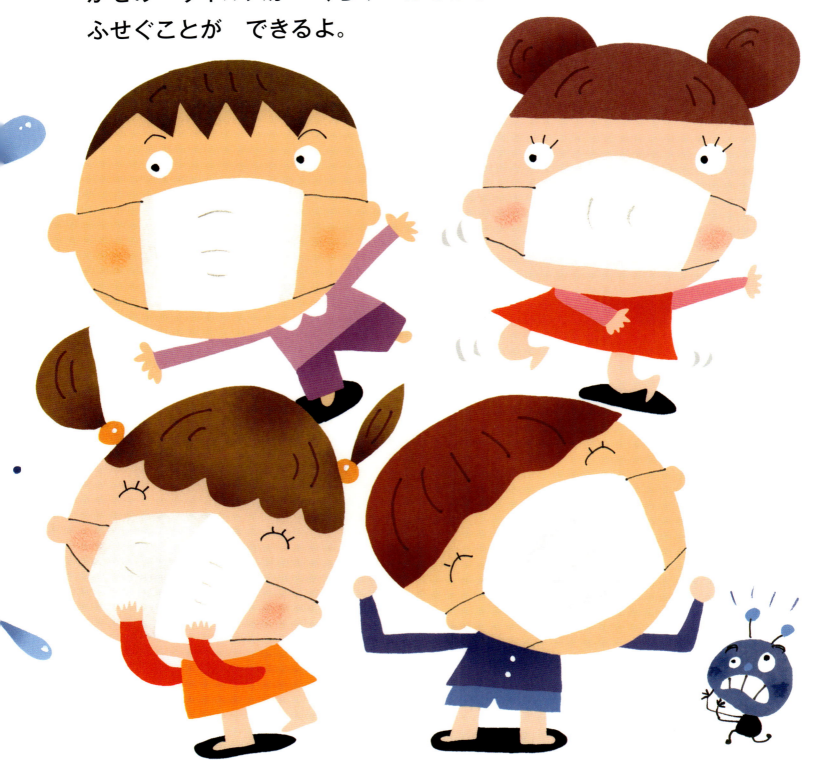

かぜの ウイルスに まけないために

ただしい うがいを しよう。

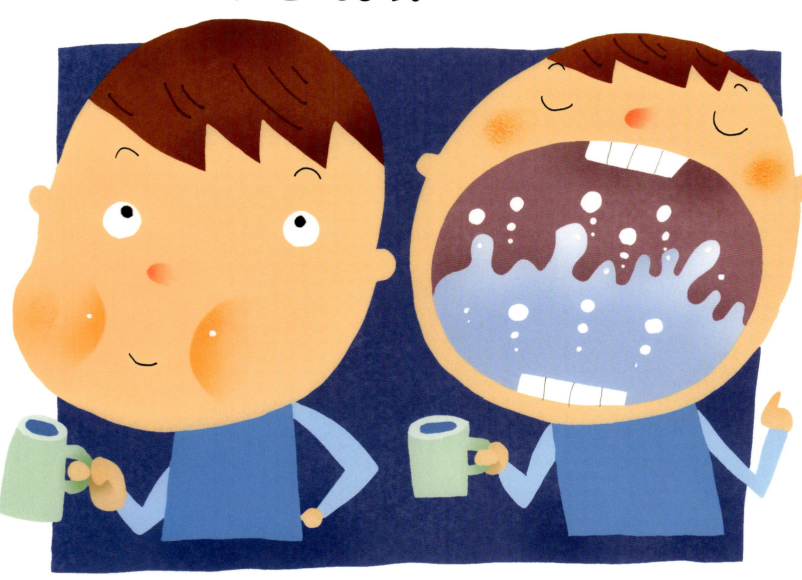

まずは ブクブクして、ぺっ！

つぎは ガラガラして、ぺっ！

ただしい てあらいを しよう。

ぬらした てに せっけんを つけて……

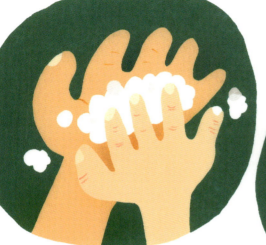
1 てのひらを あらう。

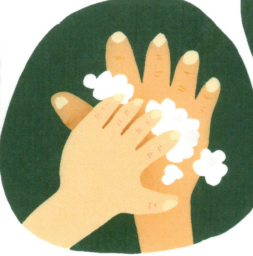
2 ての こうを あらう。

3 ゆびさきを あらう。

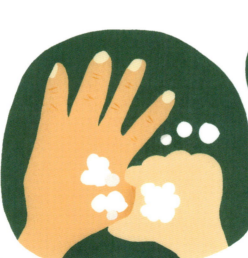
4 ゆびの あいだを あらう。

5 ゆびの つけねを あらう。

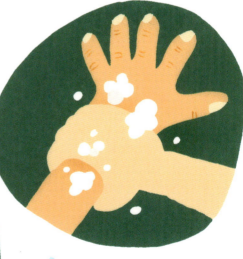
6 てくびを あらう。

さいごに せっけんを よく あらいながそう。

だいじなこと……、それは、びょうきの　もとを
からだに　いれないように　すること！

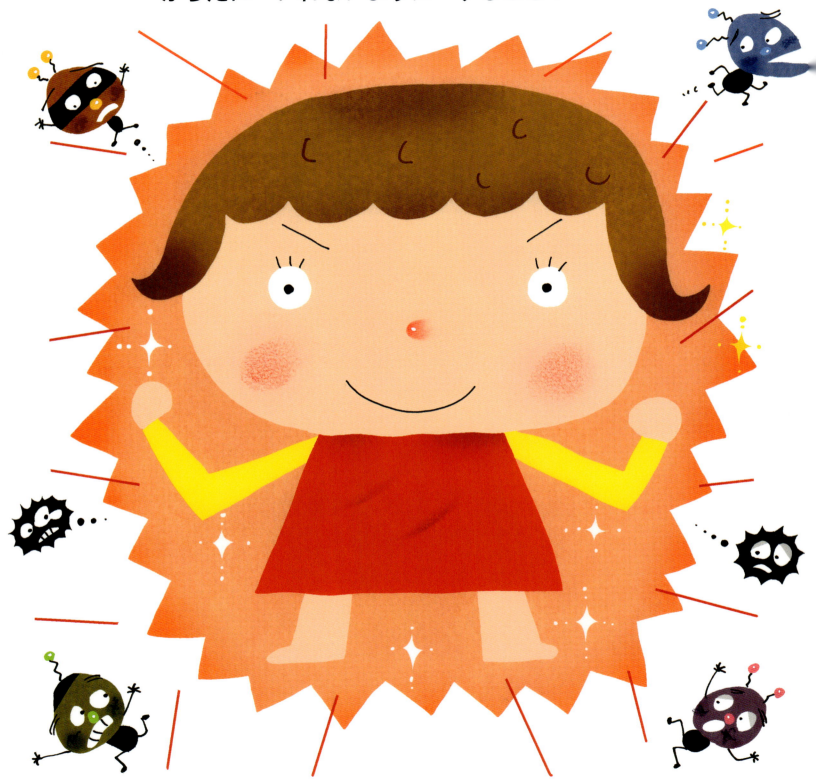

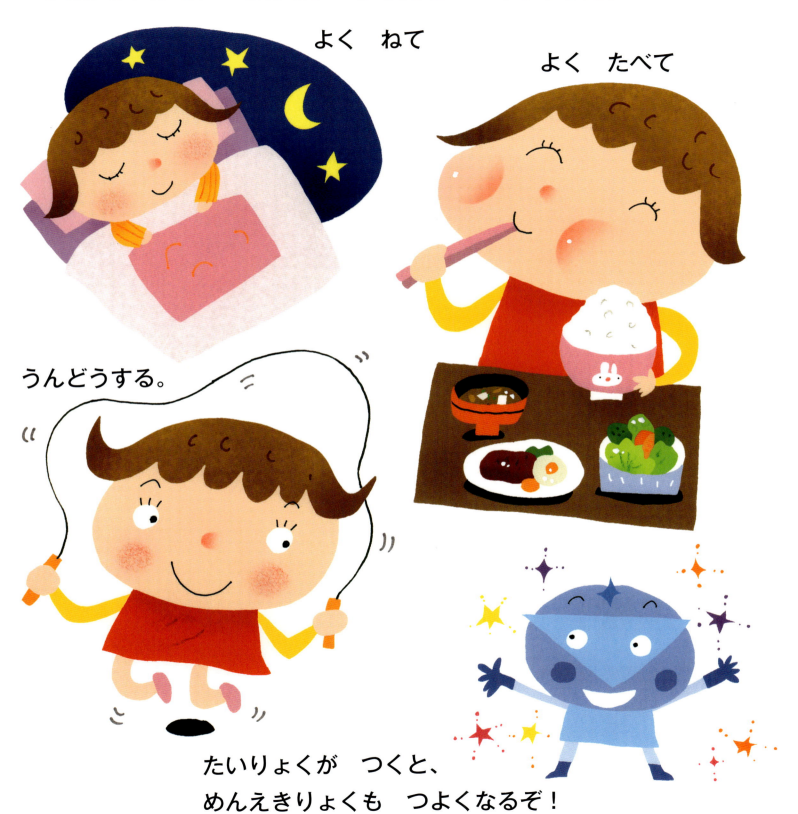

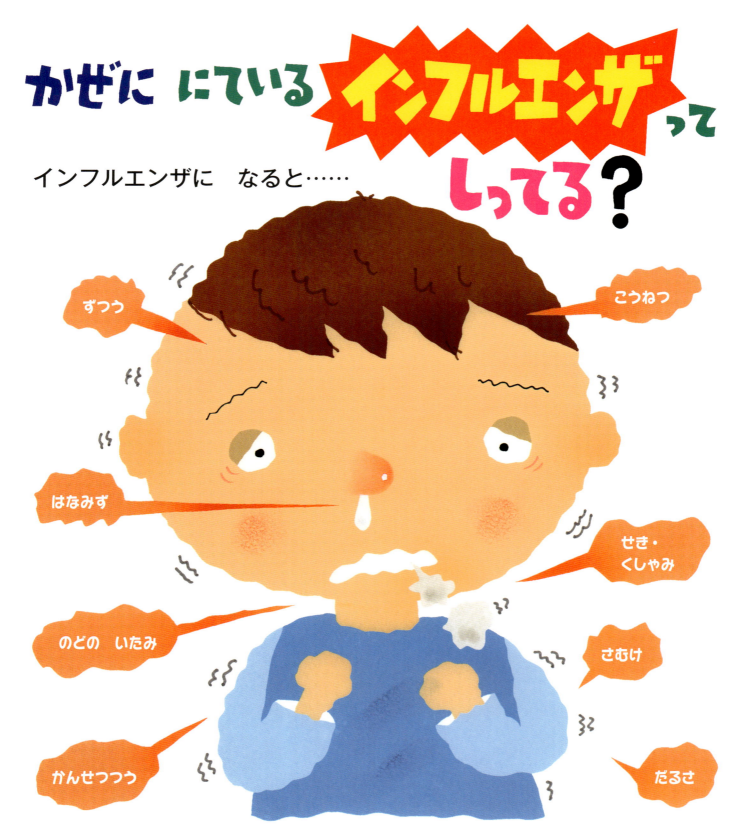

インフルエンザの　げんいんは……

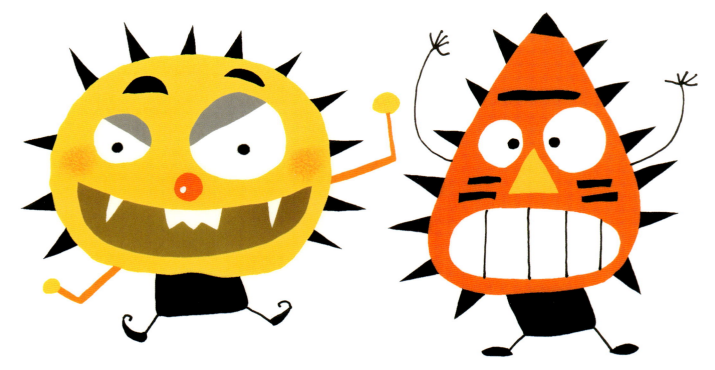

インフルエンザウイルスだ!

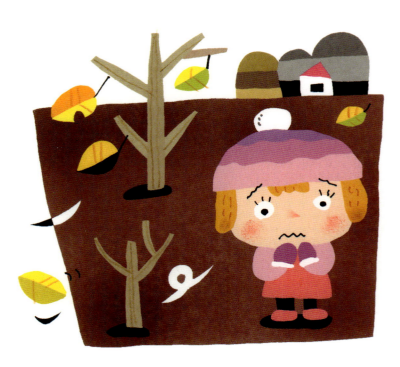

インフルエンザウイルスは、
くうきが　かわく
ふゆに　げんきに　なる。

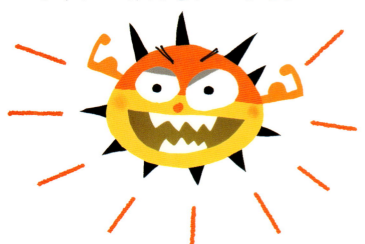

インフルエンザウイルスは へんしんめいじん

まいとし へんしんして、
かたちを かえるよ。

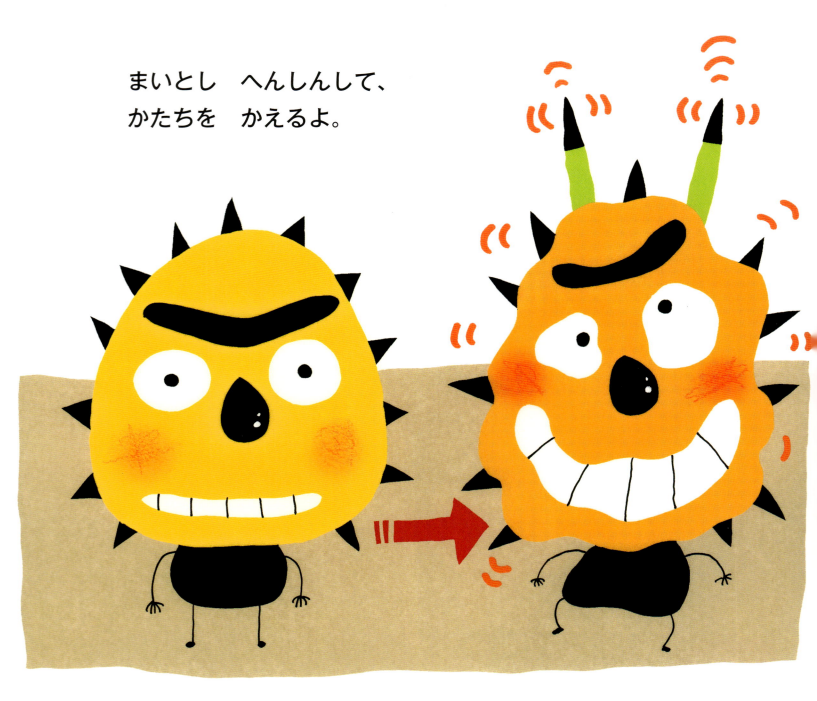

だから、にんげんの　からだに
はいってきても、きづくのが　おくれて、
そのすきに　インフルエンザウイルスが
どんどん　ふえていくんだ。

まいとし　インフルエンザが
はやるのは　そのためなんだ。

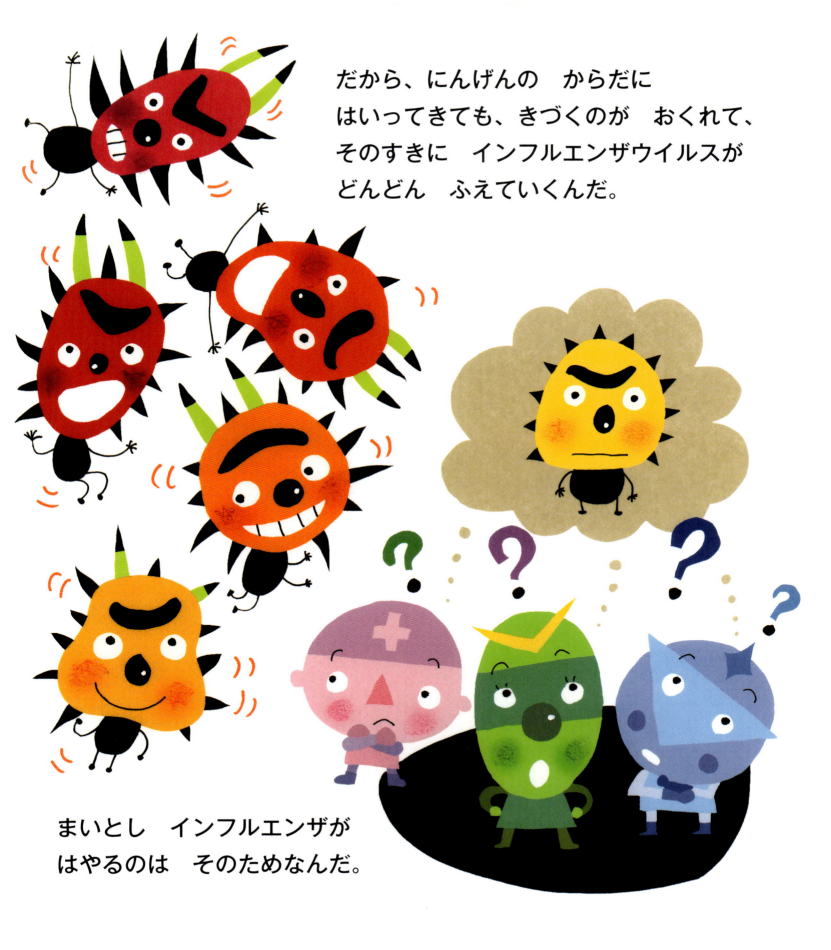

インフルエンザに かからないために

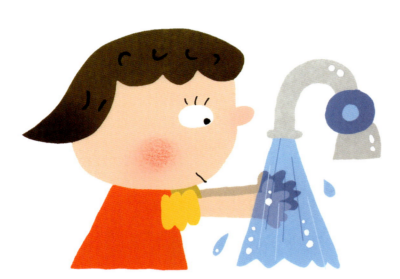

てあらいを して、

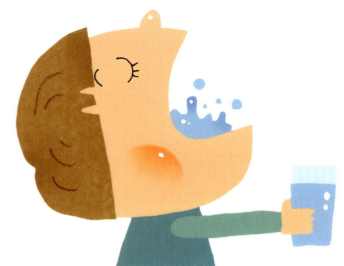

うがいを して、

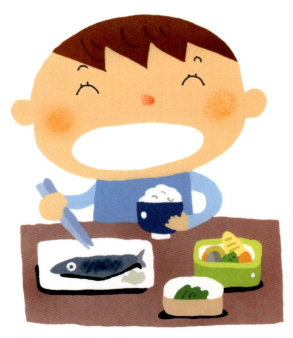

なんでも よく たべよう。

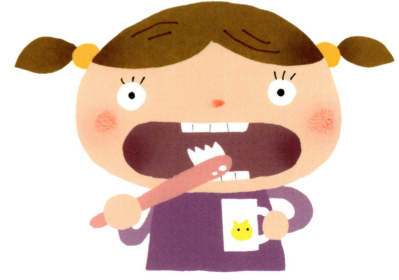

はみがきを しっかりすると、
くちのなかの ウイルスが
ふえにくくなるよ。

インフルエンザが　はやっていたら、
そとに　でるときは　マスクを　しよう。

ひとが　たくさん　いる
ばしょは、きをつけようね。

へやが　かんそうしないように
することも、だいじなんだ。

しつど 50〜60%

よぼうせっしゅを　うけると、
インフルエンザに　かかりにくくなる。
おうちの　ひとと　そうだんして、
おいしゃさんに　いこうね。

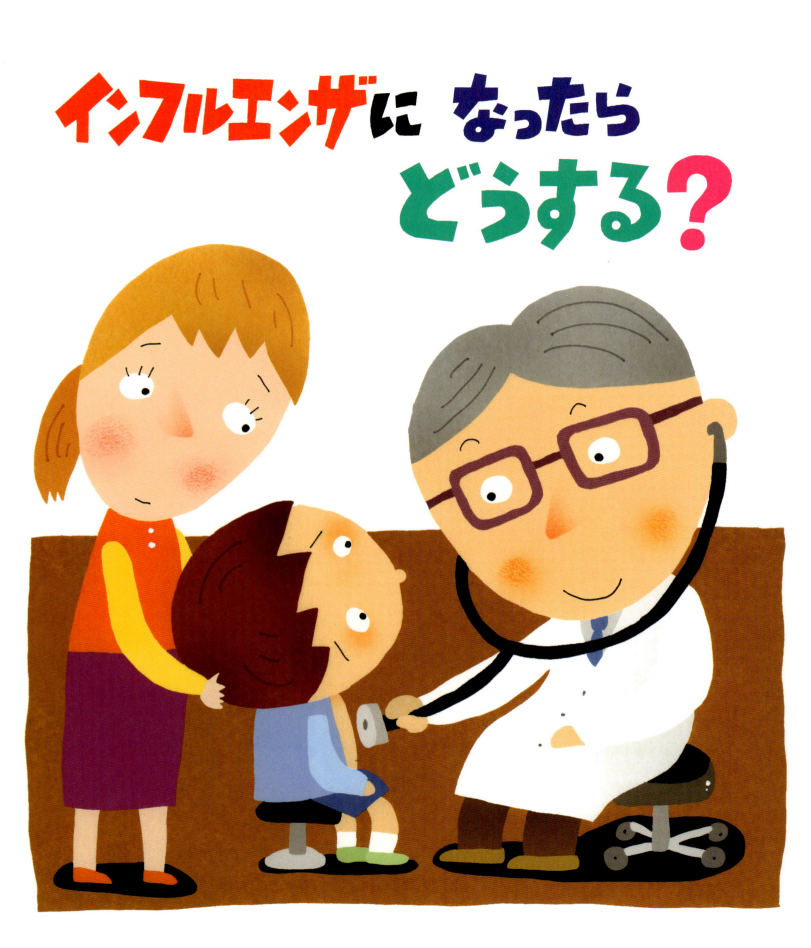

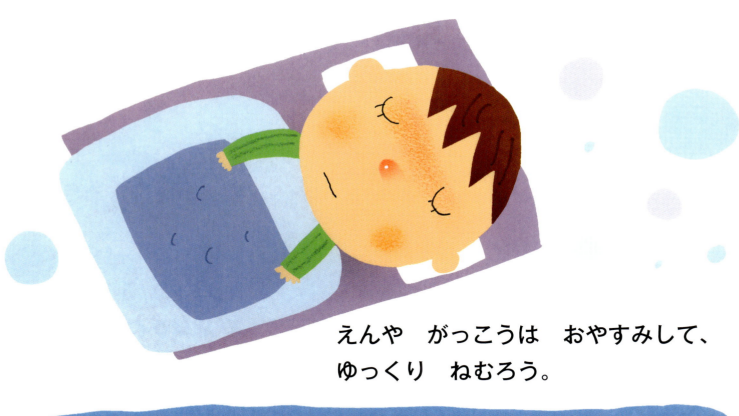

えんや がっこうは おやすみして、
ゆっくり ねむろう。

そして、げんきに なったら、
また あそぼうね。

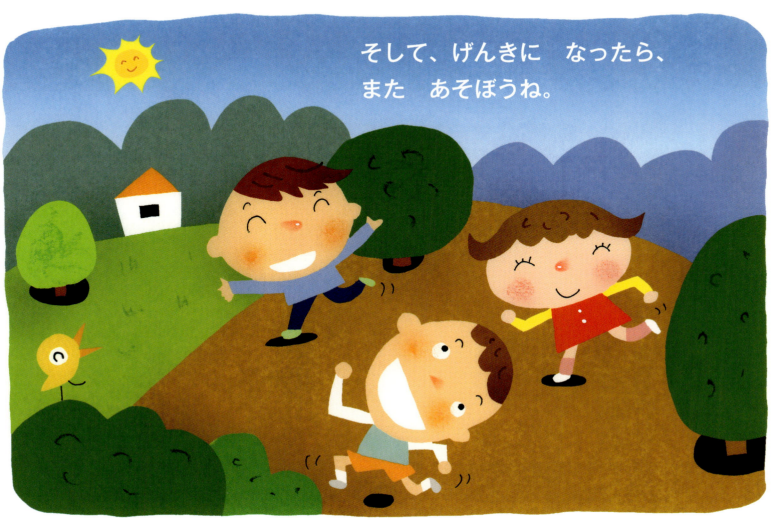

おうちの方へ

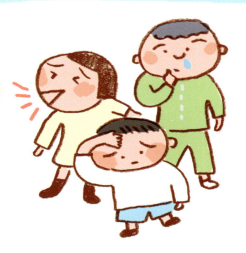

「かぜ」という病気はない！？

じつは、かぜとはひとつの病気を指す正式な病名ではありません。ウイルスが鼻やのどなどに入ると、鼻水、くしゃみ、のどの痛み、せき、たん、発熱など、さまざまな症状が起こります。それらをひとくくりにして「かぜ」と呼んでいるのです。

- ライノウイルス
- コロナウイルス
- アデノウイルス
- エンテロウイルス
- RSウイルス

など

「かぜ」の原因のほとんどはウイルス

かぜの原因の9割以上がウイルスによる感染です。ウイルスは100種類以上もあるといわれていて、かぜに関係するおもなウイルスには左のようなものがあります。これらのウイルスには、抗生物質は効きません。解熱剤や鎮咳薬(ちんがいやく)などを与えて、様子を見るようにしましょう。

「かぜ」のような症状で始まる病気に注意

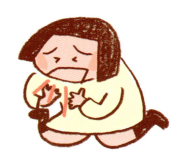

最初はかぜのような症状から始まるために、時に重い病気を見すごしてしまうことがあります。かぜの症状が長く続いたり、症状が変化したりするものについては、注意が必要です。

下のような症状が出たら、よく様子を観察して病院へ行きましょう。

【すぐに病院へ】
- [ ] ぐったりしている。
- [ ] 唇が紫色になる。

【早めに病院へ】
- [ ] 強いせきが続く（ゼイゼイ、ヒューヒューという音が出る）。
- [ ] せきをすると、胸を痛がる。
- [ ] おう吐をくり返す。
- [ ] 下痢をくり返す。
- [ ] 耳を痛がる。

【少し様子を見る】
- [ ] たんがからんだせきが出る。
- [ ] どろっとした鼻水が続く。
- [ ] 耳だれが出る。
- [ ] のどの痛みと腫れがある。

「かぜ」の症状をやわらげるには？

かぜの症状は、白血球などがウイルスとたたかっている証拠とはいえ、苦しい症状は早くやわらげてあげたいものです。家庭でできる対処法には次のようなものがあります。

せきがひどいとき

- 少し上半身を起こして、背中を軽くトントンとたたきます。
- 室内が乾燥していたら、加湿器をつけるか、室内にぬれたタオルを干します。また、マスクをつけて少し湿った空気を吸えるようにします。
- 常温の水やジュースを少しずつ飲ませます。柑橘系のジュースは、消化が悪いのでさけましょう。

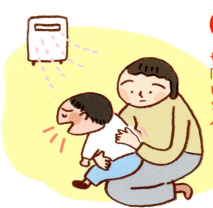

❗ せきが「ゼイゼイ」、「ヒューヒュー」という音になるようなときは、早めに病院へ行きましょう。

下痢やおう吐があるとき

- 下痢のときは、水分と塩分の両方を補う必要があるので、みそ汁、スープなどを与えます。
- 吐き気がひどいときは、無理に水分を与えずに、吐き気が落ちついてきてから、少しずつ水や麦茶、子ども用イオン飲料などを与えます。
- 水分をとれるようになったら、おかゆ、うどん、すりおろしたりんごなどの消化のよい食べ物を少量ずつ食べさせましょう。

鼻水が多いとき

- 鼻水がたまって苦しそうなときは、片方ずつ、そっとはなをかむようにさせます（強くかむと、耳に負担がかかるので注意が必要です）。

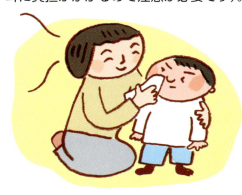

熱が出たとき

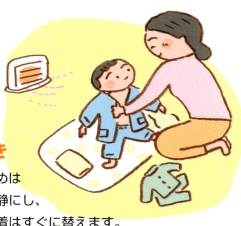

- 熱の上がり始めは温かくして安静にし、汗でぬれた下着はすぐに替えます。
- 熱が上がりきったら、少し薄着にします。湯冷ましや麦茶で水分を補給します。

「インフルエンザ」と「かぜ」って何が違うの？

インフルエンザは、かぜの病原体とは違うインフルエンザウイルスの感染で起こる病気です。インフルエンザウイルスに感染すると、1～3日間の潜伏期間を経て、多くの場合、突然の高熱で発症します。かぜよりも重い症状が出ることが多く、とくに小児ではけいれんや呼吸障害、意識障害、脱水症などの合併症を起こすこともあるので、早めに正しく対処する必要があります。

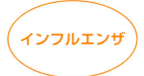

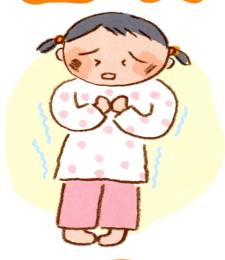

インフルエンザ / 高熱 / せき / 筋肉・関節の痛み

■ かぜとインフルエンザの症状の違い

	かぜ	インフルエンザ
症状の出る場所	のどや鼻など	全身
進行	ゆるやか	急激
発熱	微熱（37～38度前後）	高熱（39～40度）
おもな体調の変化	くしゃみ、鼻水、鼻づまり、のどの痛みなどがあらわれる	足腰や関節などに強い痛みがあらわれ、悪寒もある
治るまでの期間	一定ではない	＊発症後5日を経過し、解熱後2日を経過するまで

＊たとえ症状が早く回復しても、ウイルスの排泄は続いています。発症後およそ7日間は外出を控えましょう。

■ インフルエンザの予防接種は効果があるの？

インフルエンザには、おもにA、Bの2つの型があります。どの型がその年に流行するかわからないので、予防接種は必要なのか疑問に思う方がいるのも当然です。

しかし、小さな子どもの場合は、インフルエンザに感染して、まれに「インフルエンザ肺炎」や「インフルエンザ脳症」を引き起こす可能性があります。予防接種には、これらの合併症の重症化を抑える効果があるというデータがあります。

インフルエンザワクチンで、まれにアナフィラキシーショックや発疹、じんま疹といったアレルギー反応が出ることもあるので、アレルギー体質の場合などは、よく医師と相談しましょう。

「インフルエンザ」にかかったら……

インフルエンザにかかってしまったときの家庭での対処法は次の4点です。

(1) 安静にして、ゆっくり休ませましょう。とくに、睡眠を十分にとることが大切です。
(2) 水分を十分に補給しましょう（お茶でもスープでも、飲めるものを与えましょう）。
(3) せきやくしゃみをしているときは、まわりの人にうつさないために、不織布製マスクを着用させましょう。
(4) 人混みへの外出を控え、無理をして幼稚園や学校に行かせないようにしましょう。

「インフルエンザかな」と思ったら、まずは意識と呼吸の状態を観察！

急に高熱が出たというだけでは、インフルエンザの診断はできません。意識がはっきりしており、呼吸困難の症状が見られないときには、あわてて病院につれていくより、水分を十分にとって安静にしているほうが子どもにとって負担の少ないこともあります。

高熱でぐったりし、水分も十分にとれない場合で、解熱剤を使うときは、アセトアミノフェンを使います。

解熱剤だけでは平熱まで下げることはできませんが、水分をよくとって高熱による体力の消耗を防ぎながら、自然に治るまで安静を保ちましょう。

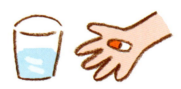

■ インフルエンザで発熱したお子さんを見守るポイント

以下のような症状があったら、病院を受診しましょう。また、必要があれば救急車を呼びましょう。

- □ 元気がなく、ぐったりしている。
- □ 顔色が悪く、唇が紫色をしている。
- □ 呼吸が速く、息が苦しそう。
- □ 「ゼイゼイ」と肩で呼吸していて、胸を痛がる。
- □ 水分がとれず、半日以上おしっこが出ない。
- □ おう吐や下痢が頻回に見られる。
- □ 意味不明なことを言ったり、いつもと違う異常な言動がある。
- □ ぼんやりしていて視線が合わない。
- □ 呼びかけにこたえず、意識がない。
- □ けいれんしている。

監修●清水直樹
医学博士。1990年千葉大学医学部卒業後、国立小児病院、カナダ・トロント小児病院、国立成育医療センターなどを経て、2010年より東京都立小児総合医療センター勤務、2013年より同医療センター救命・集中治療部部長。専門は集中治療医学・救急医学・小児蘇生科学。現在、日本集中治療医学会、日本救急医学会、日本小児科学会などの要職を務める。

清水さゆり
救命医として24時間臨戦態勢で働く夫（清水直樹）を支え、2児の母として育児中。

絵●せべまさゆき
1953年愛知県生まれ。東京芸術大学工芸科卒業。ユーモラスで愛情いっぱいな絵柄と、鮮やかでポップな色使い、豊かな表現力に定評がある。おもな作品に、「げんきをつくる食育えほん」シリーズ（金の星社）、『おとうさん』『おかあさん』（ともに、佼成出版社）、「うんこ・おならのえほん」シリーズ、『めいろ・めいろ・めいろ』（いずれも、ほるぷ出版）、『ぜんぶで100』『100にんかくれんぼ』『どうぶつパレード100』『おさるが100ぴき』（いずれも、偕成社）など、多数。

編著●WILLこども知育研究所
幼児・児童向けの知育教材・書籍の企画・開発・編集を行う。2002年よりアフガニスタン難民の教育支援活動に参加、2011年3月11日の東日本大震災後は、被災保育所の支援活動を継続的に行っている。主な編著に『レインボーことば絵じてん』、「絵で見てわかる はじめての古典」シリーズ、「せんそうって なんだったの？第二期」シリーズ（いずれも、学研プラス）、「恐怖！ おばけやしきめいろブック」シリーズ、「見たい 聞きたい 恥ずかしくない！ 性の本」シリーズ、「おもしろ漢字塾」シリーズ、『食の情報まるわかり！ ビジュアル食べもの大図鑑』（いずれも、金の星社）など。

参考資料
・『知って防ごう　かぜとインフルエンザ』少年写真新聞社
・『知って防ごう　かぜと新型インフルエンザの基礎知識』少年写真新聞社
・『感染症から知るウイルス・細菌〈1〉感染症の原因を知ろう！』学研プラス
・「カゼ・インフルエンザしくみ大図解」シリーズ　汐文社
・国立感染症研究所 HP　http://www.nih.go.jp/niid/ja/
・日本小児科学会 HP「新型インフルエンザについて」
　http://www.jpeds.or.jp/uploads/files/influenza_091217.pdf

編集●片岡弘子・山岡由佳・橋詰恵美（WILL）／ささきあり
表紙デザイン●濱田悦裕（FAT'S）
本文デザイン●川島梓（WILL）
イラスト（おうちの方へ）●石川えりこ
DTP●小林真美・新井麻衣子（WILL）
校正●村井みちよ

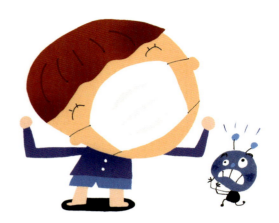

やさしく　わかる　びょうきの　えほん
どうして　かぜを　ひくの？
インフルエンザに　なるの？

初版発行／2016年　2月　第6刷発行／2024年11月

監　修／清水直樹・清水さゆり
　絵　　／せべまさゆき
編　著／WILLこども知育研究所
発行所／株式会社金の星社
　　　　〒111-0056　東京都台東区小島1-4-3
　　　　TEL 03-3861-1861（代表）
　　　　FAX 03-3861-1507
　　　　振替 00100-0-64678
　　　　ホームページ https://www.kinnohoshi.co.jp
印刷・製本／TOPPANクロレ株式会社

32P　27cm　NDC490　ISBN978-4-323-03571-0

© Masayuki Sebe & Will, 2016
Published by KIN-NO-HOSHI SHA, Tokyo, Japan

■ 乱丁・落丁本は、ご面倒ですが小社販売部宛にご送付ください。送料小社負担にてお取替えいたします。

JCOPY 出版者著作権管理機構 委託出版物
本書の無断複写は著作権法上での例外を除き禁じられています。複写される場合は、そのつど事前に出版者著作権管理機構（電話 03-5244-5088、FAX 03-5244-5089、e-mail: info@jcopy.or.jp）の許諾を得てください。

※本書を代行業者等の第三者に依頼してスキャンやデジタル化することは、たとえ個人や家庭内での利用でも著作権法違反です。